AF311416

TRAITEMENT

DES

DÉVIATIONS LATÉRALES

DE LA COLONNE VERTÉBRALE

PAR L'AUTO-SUSPENSION ET LE CORSET PLATRÉ

(MÉTHODE DE SAYRE)

PAR

LE Dr A. FOCHIER

CHIRURGIEN EN CHEF DE LA CHARITÉ
DE LYON.

LYON

ASSOCIATION TYPOGRAPHIQUE

C. Riotor, rue de la Barre, 12.

—

1879

TRAITEMENT

DES

DÉVIATIONS LATÉRALES

DE LA COLONNE VERTÉBRALE

PAR L'AUTO-SUSPENSION ET LE CORSET PLATRÉ

(MÉTHODE DE SAYRE)

PAR

LE Dr A. FOCHIER

CHIRURGIEN EN CHEF DE LA CHARITÉ
DE LYON.

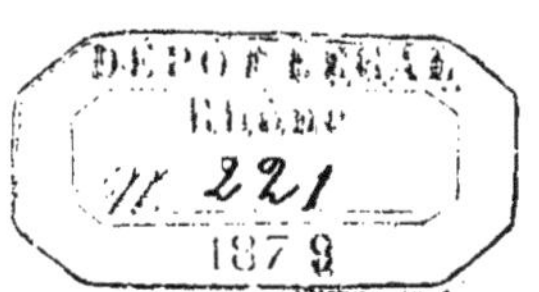

LYON

ASSOCIATION TYPOGRAPHIQUE

C. Riotor, rue de la Barre, 12.

1879

TRAITEMENT

DES DÉVIATIONS LATÉRALES

DE LA COLONNE VERTÉBRALE

PAR L'AUTO-SUSPENSION ET LE CORSET PLATRÉ

(MÉTHODE DE SAYRE).

Il n'est pas, je crois, d'ouvrage ou de mémoire qui aborde la thérapeutique des déviations latérales de l'épine sans émettre la prétention de fonder l'intervention chirurgicale sur quelque théorie pathogénique plus ou moins en accord avec un certain nombre de faits particuliers. Heureusement pour les patients, les déductions ne sont pas toujours fort rigoureuses, et c'est bien vite un traitement symptomatique qui est substitué au traitement étiologique promis par les prémisses. C'est dire que je ne crois pas utile de rappeler ces théories, puisque, malgré la prétention de leurs auteurs, elles n'ont eu aucun résultat pratique. Ici, comme bien souvent en thérapeutique, il vaut mieux s'en tenir à un empirisme sans prétentions dogmatiques, et par suite sans illusions, que produire une réédition avec ou sans transformation des théories anciennes, des opinions de Glisson (1650) ou de Mayow (1680) dans le cas présent.

Cette opinion paraît être celle de là plupart des membres de la Société de chirurgie qui prirent part à une discussion (14 octobre 1874) suscitée par une communication de M. le docteur Pravaz. L'incertitude des doctrines étiologiques parut même entrainer chez quelques-uns un scepticisme formel à l'égard des ressources de l'orthopédie. M. Trélat conclut en disant : « L'anatomie pathologique de la scoliose n'est pas faite et la thérapeutique est flottante. » M. Depaul, encore plus tranchant, s'exprima ainsi : « La scoliose est apte à guérir par le régime, par la vie au grand air, les attitudes, mais point par les corsets. Quant à la scoliose osseuse avec déformation réelle du rachis, on ne la guérit pas quel que soit l'appareil employé. » Et il dit ne s'être jamais repenti d'avoir déconseillé les « engins » et les manœuvres des orthopédistes.

Des opinions aussi considérables obligent à beaucoup de réserve dans l'appréciation des résultats d'une méthode thérapeutique. Si la déviation est peu accusée, il faudra que la guérison soit rapide pour qu'elle ne puisse être mise toute entière sur le compte des modificateurs hygiéniques. Si la difformité est plus accentuée, on pourra en toute justice attribuer la guérison au remède, puisque dans ces cas les moyens adjuvants sont déclarés impuissants par tout le monde.

J'ai commencé à mettre en pratique la méthode de Sayre au mois d'avril 1878, et depuis lors j'ai eu à appliquer plus souvent le corset plâtré chez des enfants atteints du mal de Pott, que sur des adolescents présentant une scoliose. Si, malgré cela, je donne tout d'abord un aperçu des résultats de la méthode dans la scoliose, c'est que la guérison définitive des formes graves du mal de Pott doit être attendue longtemps, et puis aussi que je désire soumettre à un contrôle public le traitement de quelques cas extrêmes que mes premiers succès m'encouragent à entreprendre.

L'auto-suspension *(self-suspension)* se pratique à l'aide d'un appareil qui supporte la tête par la mâchoire inférieure et l'occiput, et qui est attaché soit au plafond, soit à un trépied par une moufle. Le malade tire lui-même sur la corde de la moufle en ayant soin de tenir ses bras aussi élevés et éloignés de la tête que possible. Il s'élève ainsi jusqu'à ce que les pieds ne touchent plus le sol que par la pointe, puis, dans cette position, il doit d'après M. Sayre faire plusieurs grandes inspirations, la main gauche étant plus haute que la droite dans le cas de convexité dorsale à droite, qui est le plus fréquent. Cette manœuvre doit être répétée plusieurs fois de suite pendant quelques minutes et le malade doit faire deux séances par jour.

Il n'y a incontestablement de nouveau dans cette manœuvre que l'exécution de la traction sur la corde de la moufle par le patient lui-même. Glisson avait, au milieu du dix-septième siècle, inauguré *l'escarpolette anglaise* où l'enfant était suspendu par les aisselles, la tête et les mains. Un peu plus tard des chirurgiens avaient appliqué la suspension par le collier de Nuck au traitement des déviations de l'épine. On a de tout temps connu sinon étudié le redressement des courbures par le fait de la suspension, et l'appareil de Sayre est déjà décrit par Delpech dans les lignes suivantes : « Le malade est placé nu-pieds, sous le cintre d'un portique gradué, auquel est fixée une petite moufle. La tête est saisie par le *casque à extension* ; on soulève le poids du corps par la moufle : l'épine se redresse, ses courbures s'effacent en partie, quelquefois même en entier : on peut juger de l'accroissement que le corps a acquis par la suspension....... » (*Orthomorphie*, t. ii, page 48.) C'est donc avec raison que Sayre insiste surtout sur la nécessité de l'auto-suspension, et il est amené par une théorie pathogénique qui lui est personnelle à conseiller les grandes inspirations, la main gauche étant plus élevée que la droite (1).

(1) Par sa nouveauté et son ingéniosité, cette théorie intéressera le lecteur en même temps qu'elle contribuera à faire la critique de celles cui l'ont précédée et qui pourraient néanmoins jouer le même rôle à son égard. Le *grand dentelé* est pour M. Sayre l'agent de la déviation latérale la plus fréquente (à convexité dorsale à droite). Pour cela il suffit de considérer que le grand dentelé, en prenant son point fixe sur le bord spinal de l'omoplate, élève les côtes dans des conditions spéciales où chaque côte peut être considérée comme un levier du premier genre ayant son point d'appui sur l'apophyse transverse de la vertèbre dorsale correspondante, sa puissance à l'insertion de la digitation du grand dentelé, sa résistance au niveau de l'articulation de la tête de la côte avec les corps vertébraux. A chaque effort inspiratoire la côte tendra donc à refouler les corps vertébraux ; si cette poussée latérale est égale des deux côtés, il n'y aura pas de déviation possible, mais si le bord de l'omoplate est plus rapproché de l'épine à gauche qu'à droite, le grand dentelé gauche agira avec plus de puissance que le droit, et refoulera les corps des vertèbres à droite, ce qui est en accord avec la torsion autour de l'axe que subit la colonne. Or, c'est là une conséquence de la mauvaise attitude que prennent fréquemment les sujets prédisposés à la scoliose.

Pour ma part, j'ai commencé par suivre exactement les préceptes de l'auteur, puis j'ai cherché à les varier et à les développer. Ainsi, j'ai substitué une plaque en tôle modelée et matelassée embrassant toute la mâchoire à la simple courroie des anciens appareils à extension continue. Il n'y a plus, en effet, à se préoccuper de la nécessité de laisser à la bouche la faculté de s'ouvrir, puisque la suspension est temporaire. J'ai prolongé et multiplié les séances de suspension ; j'ai fait varier la situation respective des deux mains, non d'après une théorie sur l'action des muscles extrinsèques, mais d'après les effets obtenus. J'ai été à même d'observer une singulière conséquence de l'exagération apportée par une jeune malade à la recommandation de mettre toujours la main gauche plus haut que la droite. Cette jeune fille envoyée dans sa famille avec un corset plâtré et un appareil à suspension resta trois mois sans venir demander de nouveaux conseils et en dehors de toute surveillance autorisée. Pendant ces trois mois, elle se suspendit six fois par jour presque exclusivement à l'aide de la main gauche. Lorsqu'elle revint au bout de ce temps pour faire enlever son corset, la courbure dorsale qui était la plus considérable avait à peu près disparu, et en même temps diminué notablement de longueur, mais la courbure lombaire à convexité gauche comprenait un grand nombre de vertèbres dorsales et paraissait plus accusée que lors de la mise en appareil. Il suffit d'ailleurs de modifier dans le sens utile les pratiques défectueuses pour voir disparaître rapidement (un à deux mois) cette courbure artificielle.

Le *corset plâtré* (Plaster of Paris Jacket) constitue une innovation bien plus frappante que la *self-suspension*. Il consiste à appliquer pendant que le malade est redressé par l'auto-suspension une série de circulaires avec des bandes imprégnées de plâtre, que l'on renforce par de petites lames métalliques verticales. Puis, lorsque le plâtre est solidifié, on laisse le malade retomber pour ainsi dire dans ce moule qui convient à son attitude de redressement plus ou moins complet. Toutes les surfaces qui tendent à se mettre en saillie par suite de l'affaissement avec incurvation de la colonne vertébrale, subissent une pression en rapport avec leur degré de déviation et transmettent, d'une part, cette pression à la colonne par l'intermédiaire des côtes et, d'autre part, le poids du corps au bassin par l'intermédiaire du corset.

Pour la confection de l'appareil, on ne saurait trop minutieusement se conformer aux recommandations de M. Sayre, et mon but n'étant pas de faire une longue traduction, je renvoie le lecteur désireux d'essayer ce moyen au livre de Sayre (*Spinal disease and Spinal curvature*, etc. London, Smith, Elder et C°, 1877), ou tout au moins à l'excellent résumé qu'en a donné M. Simon Duplay dans les *Archives de médecine* (avril 1878). J'ajouterai qu'une certaine expérience personnelle est nécessaire pour arriver à la confection d'un appareil utile et n'occasionnant pas de pressions douloureuses. Au début, j'ai eu quelques déceptions dont la suivante est bien propre à donner une idée. On avait donné à un enfant, pour le distraire pendant la suspension, une pièce de dix centimes. Cette pièce glissa, à l'insu de tous les assistants, entre la peau et le maillot de tissu tricoté qui seul est interposé entre le plâtre et la peau. Par suite de la pression, elle s'incrusta dans la peau et y provoqua, au bout de quelques jours, une ulcération qui avait exactement ses dimensions en largeur sinon en profondeur. On le voit par cet exemple, la pression interne qu'exerce le corset plâtré doit être absolument régulière et uniformément répartie pour ne pas provoquer d'accidents.

Il est en général facile de façonner un maillot bien adapté à la conformation du thorax et du bassin. Cependant je crois devoir signaler un moyen bien simple de s'en procurer un pour les sujets peu développés. Il suffit de prendre un bonnet de coton (*vulgo casque à mèche*) et d'en couper les deux bouts pour avoir un cylindre de tissu suffisamment élastique pour se mouler sur les sinuosités d'un tronc scoliotique.

Ce qu'il y a de remarquable, je dirais presque d'étonnant, c'est que la respiration est singulièrement facilitée chez les scoliotiques avancés, non-seulement par l'auto-suspension, mais aussi par un corset plâtré bien réussi. Dans un cas de M. Sayre, la capacité respiratoire était pour l'expiration, avant l'application, de 140 pouces cubes, après, de 200. Dans les cas de scoliose avancée, chez les sujets chétifs, la pâleur du teint et des lèvres n'est pas seulement en rapport avec l'anémie, mais avec une gêne notable de l'hématose dans le poumon, et les couleurs des lèvres et de la face reviennent en quelques jours après l'application du corset. C'est ce qui m'a été donné d'observer d'une manière frappante chez la jeune malade à laquelle se rapporte la figure II. (*Voyez plus bas.*) Sous cette influence, toutes les fonctions se réveillent, l'appétit revient, les digestions s'exécutent facilement, la force musculaire est augmentée. Je dirais même que dans certains cas les modifications de l'état général sont plus rapides que les modifications de l'état local.

Ce traitement est envisagé d'abord avec une certaine répugnance par les parents qui redoutent, surtout dans notre région, « l'humidité du plâtre ! » mais il est accepté avec plaisir par les jeunes malades. L'auto-suspension fait éprouver une de ces sensations bizarres, analogues à celles que procure l'escarpolette, et qui plaisent tant aux adolescents, spécialement aux jeunes filles. Le retour rapide d'un certain degré de forces, dès le début du traitement, est un élément qui incite à la persévérance, et les scoliotiques affaiblies ne se trouvent pas bien dans l'intervalle qui sépare l'ablation d'un corset plâtré de la confection d'un autre. Il faut, en effet, dans les cas de scoliose avancée, changer fréquemment le corset. Au début du traitement surtout, les modifications étant rapides, il m'a semblé qu'on devait répéter la confection de l'appareil plus souvent que ne le dit M. Sayre, tous les mois d'abord, puis tous les deux mois. Plus tard, on pourra laisser pendant trois mois le même corset plâtré.

Tous les cas de déviation latérale sont-ils justiciables de ce traitement ? De tout temps on a distingué des variétés et des degrés dans la scoliose. Mais il est impossible de définir nettement une scoliose en se contentant de dire qu'elle appartient aux 1ᵉʳ, 2ᵉ ou au 3ᵉ degrés. Se contentera-t-on, avec plus d'avantage, de mesurer la flèche de l'arc décrit par la courbure principale? Mais il est telle courbure très-étendue qui, à flèche égale, est bien moins grave qu'une autre qui comprend une moins grande hauteur. La photographie est un bon moyen de conserver l'aspect plastique des scolioses; mais il est impossible de distinguer exactement sur une photographie la ligne des apophyses épineuses. Et même sur un moule en plâtre, cette ligne est difficile à déterminer. D'ailleurs, on retombe dans la nécessité de faire appel à la photographie ou au dessin pour les publications, et ce sont là des procédés de reproduction très-flatteurs pour les résultats obtenus, mais d'une exactitude trop peu scientifique.

Les figures 1 et 2 sont un spécimen du procédé auquel je me suis arrêté. Étant donnée la mobilité persistante du cou, je trace sur la peau une ligne droite partant de la septième cervicale et aboutissant au commencement du sillon interfessier. Un fil tendu et déprimé ensuite au niveau de la lordose lombaire suffit à exécuter ce tracé, dont la longueur est répétée sur une feuille de papier (CS dans les deux figures). Puis le crayon dermographique ou le pinceau suit la ligne des apophyses épineuses et l'on obtient ainsi une ligne courbe qui coupe la droite en des points dont il est facile de mesurer la distance au point C. On mesure ensuite les flèches des arcs de la courbe. Toutes ces mensurations sont reportées sur le papier ; la courbe serpentine est ensuite tracée à l'aide de ces données et peut être réduite sans perdre de son exactitude. (1) On reproduit de

(1) La ligne ponctuée de la figure 2 représente la trace de la ligne

même la ligne droite et la courbe, chaque fois que l'on en-
lève le corset ou que l'on veut constater les progrès acquis,
et la comparaison des deux figures ne laisse plus de prise à
des illusions dues souvent au désir du succès et d'autres fois
à la correction de quelque symptôme accessoire de la scoliose. Les corsets successifs que l'on peut conserver sont aussi
des témoins des progrès réalisés, quoiqu'ils ne reproduisent
que les contours du tronc étendu par l'auto-suspension,
et soient sous ce rapport, comme sous celui de la rigueur presque mathématique, bien inférieur à nos lignes.

Il suffit de comparer non plus les flèches mais les rayons
de courbure pour voir l'énorme différence qui existe entre les
deux figures. Et en effet, la figure 1 se rapporte à une jeune
fille bien développée, myope et astigmate regardant par suite
latéralement pour arriver à écrire, et présentant une déformation peu accusée des côtes.

La figure 2 est la représentation schématique de la ligne
des apophyses épineuses d'une jeune fille de 13 ans, pâle et
chétive, ressemblant pour la taille et l'aspect à une enfant
de neuf ans, chez laquelle on pouvait noter une courbure
angulaire des côtes à droite tellement prononcée que j'avais
refusé d'entreprendre son traitement, avant d'avoir obtenu un
succès inespéré dans un cas analogue , sinon absolument
semblable.

L'auteur de la méthode lui-même dit que, dans ces cas de
forte saillie de l'angle des côtes, on ne doit pas s'attendre à
de brillants résultats, mais que le corset constitue un sou-
lagement, un modificateur de l'état général et un obstacle à
l'accroissement de la difformité. J'ai eu cependant une amé-
lioration considérable en quatre mois chez une enfant de
11 ans qui depuis quatre ans était soumise à divers traitements par divers chirurgiens, et j'avais entrepris ce traitement avec si peu d'espoir que j'avais négligé de prendre

droite menée entre C et S, après cinq minutes d'auto-suspension. Mais
il faut observer que pendant la suspension il se produit des glissements
latéraux de la peau qui diminuent l'importance de cette ligne devenue
courbe par le retour à la scoliose.

le tracé de la colonne lorsque je mis le premier corset plâtré. Aussi depuis lors je n'hésite plus à intervenir de la même façon pour les cas les plus extrêmes, et si je m'attends à des résultats moins singuliers, j'ai tout lieu de bien augurer de quelques traitements tout récemment commencés. Dans un cas moyen, sur la limite du troisième degré, j'ai obtenu un redressement presque absolu en cinq mois de traitement avec un seul corset plâtré porté pendant trois mois. (C'est la jeune fille qui s'était fait une courbure dorso-lombaire artificielle.)

Dans trois autres cas du type représenté dans la figure 1 je n'ai eu recours qu'à l'auto-suspension et aux adjuvants hygiéniques. C'est en effet suffisant dans les cas légers d'après l'expérience de M. Sayre, et la mienne concorde pleinement avec les dires de cet auteur. Voici ce qu'on peut observer dans ces cas, celui de la figure 1 étant pris comme exemple. La courbure principale et les deux courbures compensatrices tendent d'abord à devenir égales et quant à la longueur de la corde et quant à la flèche de l'arc. En même temps la somme des trois flèches diminue et la ligne CS s'accroît rapidement. (1)

Le traitement dans les cas de ce genre est plus facile et dure de deux à cinq mois, suivant le degré de la courbure et surtout, si j'en crois une expérience limitée, suivant la constitution des sujets.

Dans tous les cas, il faut continuer l'auto-suspension longtemps après la guérison, d'autant plus longtemps que le sujet est plus jeune et plus faible ; mais alors le traitement devient moins rigoureux et ne constitue plus qu'un des exercices gymnastiques.

Je n'entreprends pas la comparaison de ce traitement avec les traitements inefficaces dont les adjuvants font presque tous les frais lorsqu'ils réussissent ; je ne peux le mettre en

(1) La scoliose étant une affection presque spéciale à l'adolescence il faut évidemment tenir compte, pour apprécier la valeur de l'accroissement de CS, de la croissance générale des autres parties du corps et le comparer à celui des membres par exemple. Ce sont là autant de recherches numériques à faire et chez les scoliotiques et chez les individus sains.

parallèle qu'avec les traitements par les lits orthopédiques avec ou sans extension, qui ont donné de beaux succès à Pravaz et à Bouvier entre autres. On verra bien vite que le corset plâtré est un moyen bien moins rigoureux, et plus rapide que le lit mécanique. La chose est trop évidente pour que j'aie besoin d'y insister; mais un chirurgien chargé d'un service hospitalier est tenu d'être démocrate, au moins en thérapeutique, et de faire remarquer que la méthode de Sayre rend possible le traitement de la scoliose chez les malades qui sont obligés de réclamer des soins à l'assistance publique, et aussi chez ceux à qui des ressources limitées ne permettent pas de faire un séjour prolongé dans un établissement orthopédique. A ce titre aussi elle est bien supérieure à tous les procédés employés jusqu'ici.

Dans le bref exposé thérapeutique qui précède, je n'ai pas abordé les indications fournies par la torsion de la colonne autour de son axe. Ce n'est pas que ces indications soient négligeables. On sait, en effet, que plus la déviation latérale est accusée, plus grande est la différence entre les flèches de l'arc décrit par les apophyses épineuses et de celui décrit par les corps vertébraux. Je me suis abstenu de compliquer mon exposition, parce que c'est aussi à l'expérience de décider si les moyens opposés à la déviation prise en bloc en combattent les différents éléments et, entre autres, la rotation de la colonne autour de l'axe longitudinal. Cependant cette rotation a donné lieu récemment à des considérations expérimentales qui, n'étant pas de la théorie pure, peuvent légitimement conduire à des déductions thérapeutiques.

Le docteur A.-B. Judson (*Tr. of the New-York Academy of medecine*) a donné une explication remarquable de cette torsion de la colonne, qui gagne à être comparée à celles qui l'ont précédée (Swagerman, Delpech, Pravaz, Bouvier). « La ligne des apophyses épineuses, dit-il, fait partie des parois postérieures de la poitrine et de l'abdomen, et, à ce titre, est fixée dans le plan médian du corps, tandis que la partie antérieure de la colonne, s'avançant dans la cavité thoraco-

abdominale, dépourvue d'attaches latérales, est libre et peut
se mouvoir à droite et à gauche de la ligne médiane. » Et il
justifie ces vues par un ingénieux appareil où une colonne
vertébrale, insérée au centre d'un cadre rectangulaire, a ses
apophyses épineuses reliées de chaque côté aux montants du
cadre par des fils de caoutchouc, et se trouve traversée dans
le sens de la hauteur par un ressort (plus long que la colonne)
qui peut se fléchir latéralement, mais non dans le sens an-
téro-postérieur. Si l'on presse sur le ressort après avoir fixé
par des crochets une des vertèbres dorsales, on verra deux
déviations latérales se produire, l'une au-dessus, l'autre au-
dessous de la vertèbre fixée, et dans ces deux courbures en
sens opposés, la torsion sera proportionnelle à la déviation.

Cette expérience explique, d'après le docteur Judson, pour-
quoi « la rotation se présente dans toutes les formes de l'incurvation latérale excepté celles causées par un affaissement
des côtes dans les maladies pulmonaires et pleurétiques (1) »
où, les muscles qui maintiennent les apophyses épineuses
dans le plan médian ayant leurs autres insertions rappro-
chées par suite de l'affaissement de la poitrine, permettent
aux apophyses de se dévier autant que les corps (2).

On en peut déduire que si l'on veut traiter les scolioses au-
trement que dans la position horizontale, il faut autant que
possible reporter le poids du corps en arrière sur la ligne des
apophyses épineuses, pour laisser libres d'évoluer plus libre-
ment les parties les plus déviées, les corps vertébraux. M. Sayre
fait remarquer avec raison que le bandage plâtré supportant
lui-même le poids du corps par toutes les surfaces qui vien-
nent se comprimer sur sa face interne, réalise plus complè-

(1) C'est là une règle qui souffre au moins des exceptions, entre autres la colonne figurée dans la planche 1 de l'atlas de Bouvier, et qui se
rapporte à une scoliose consécutive à un empyème et où la flèche des
corps vertébraux présente 11 millimètres de plus que celle des apophyses
épineuses.

(2) Cette remarque, rapprochée de sa théorie du grand dentelé, a amené
M. Sayre à faire de la torsion l'élément caractéristique de la scoliose or-
dinaire, et à l'appeler *Rotatory-lateral curvature of the spine.*

tement ce *desideratum*. Néanmoins, il y a lieu de tenir compte de la remarque du docteur Judson, pour prévoir qu'un certain degré de cyphose sera plutôt favorable que défavorable au traitement de la scoliose par le corset plâtré. Là encore 'expérience est seule à même de vérifier une hypothèse légitime.